AF501116

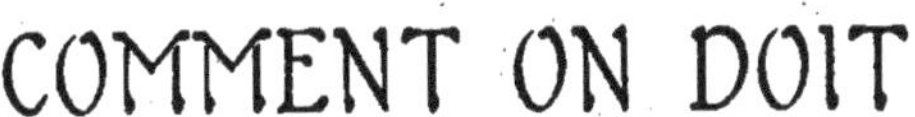

COMMENT ON DOIT NOURRIR LES ENFANTS

par Mme Hélène SOSNOWSKA
Docteur en médecine de la Faculté de Paris.

PRIX : 30 CENTIMES

25 exemplaires,	5 fr.	50
50 »	9 »	00
100 »	15 »	00

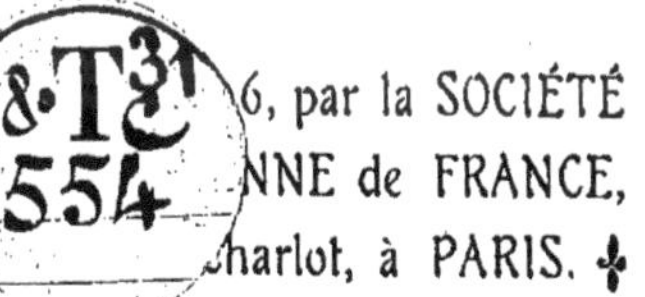

...6, par la SOCIÉTÉ
...NNE de FRANCE,
...harlot, à PARIS.

COMMENT ON DOIT

NOURRIR LES ENFANTS

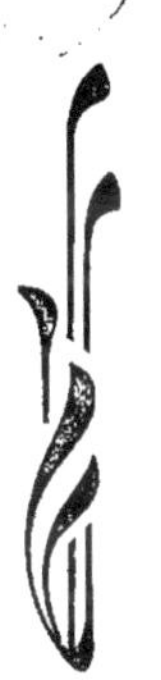

par Mme Hélène SOSNOWSKA
Docteur en médecine de la Faculté de Paris.

PRIX : 30 CENTIMES

25 exemplaires, 5 fr. 50
50 » 9 » 00
100 » 15 » 00

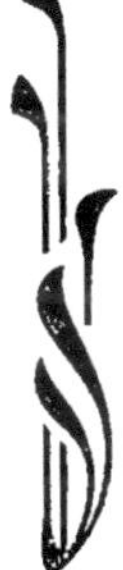

Edité en 1906, par la SOCIÉTÉ
VÉGÉTARIENNE de FRANCE,
24, rue Charlot, à PARIS.

Comment on doit Nourrir les Enfants.

La plupart des maladies de notre époque sont en partie occasionnées par le choix défecteux des aliments : aussi m'a-t-il paru intéressant de démontrer l'utilité de l'hygiène dans l'alimentation, et à ce propos de faire connaître les bienfaits que l'on peut retirer d'un régime dont je suis une fervente adepte; j'ai parlé du régime végétarien.

En général et à de très rares exceptions près, c'est pour rétablir la santé que l'on consent à devenir végétarien.

Après avoir pendant longtemps mangé viande, poissons, œufs; bu vin, café, thé, chocolat, l'on tombe malade, et pour se remettre on essaye le système végétarien qui réussit toujours.

Mais qu'est-ce qu'un régime végétarien ?

Pour répondre à cette question citons les belles paroles du Président de la *Société végétarienne*, le Docteur Grand :

« Le côté physique du végétarisme s'occupe non seulement de l'alimentation, mais il s'étend à toute l'hygiène corporelle (gymnastique, sport, etc.), à l'hygiène de l'habitation, du vêtement, à tout ce qui, en un mot, contribue à développer et à porter à son maximum l'énergie fonctionnelle de l'organisme physique. Mais le végétarisme ne s'applique pas à développer uniquement la puissance physique de l'homme, il embrasse également la culture intellectuelle et morale.

» Avec une alimentation végétale ou lacto-végétale, il ne se produit pas d'excitation; la circulation reste calme et le cerveau peut être mis à contribution pour un travail intellectuel immédiatement après un repas, sans avoir à redouter ni paresse ni fatigue rapide. L'apport au cerveau d'un sang chargé de matériaux purs et sains, lui assure un fontionnement plus normal, plus régulier, plus fécond. L'activité cérébrale se trouve accrue, grâce à une résistanse plus grande à la fatigue et, tout en restant plus calme, la pensée est rendue plus forte et plus vivante. L'agitation et le nervosisme qui sont les traits caractéristiques de la mentalité de la majorité des hommes de la génération actuelle, et qui sont dus, n'en doutez pas, en grande partie, à l'excitation de l'alimentation carnée et aux autres excitations qui lui sont connexes (tabac, alcool, etc..) le végétarien y échappe très généralement. »

Comprenant mal le végétarisme — et j'ai été parmi ceux là — les nouveaux adeptes abusent volontiers des légumes secs : lentilles, pois cassés, haricots blancs. Un tel régime, loin de rendre la santé au malade, lui serait presque aussi fatal que le régime carné.

« Les aliments autorisés », dit le Dr Haig, « sont si nombreux que nous devons commencer par les classer. Ils ont un caractère commun de ne pas renfermer d'acide urique, ou du moins, ils en renferment infiniment peu, comparativement aux viandes, aux œufs, aux matières végétales riches en alcaloïdes, comme les légumineux, les asperges, les champignons, le thé, le café et le cacao qui doivent être exclus de l'alimentation pour les raisons exposées dans les chapitres précédents.

« Les aliments qui ne contiennent pas d'acide urique peuvent être groupés comme suit : 1° le lait et ses dérivés; 2° le pain, les céréales; 3° les noix; 4° les légumes, comme les pommes de terre; 5° les fruits frais, comme les pommes; 6° les fruits séchés et étrangers. »

Aucune Faculté médicale ne nous apprend en quoi consiste l'alimentation végétarienne.

On nous dit, il est vrai, que les lentilles et les haricots blancs peuvent, à la rigueur, remplacer la viande; mais que les légumes verts et les fruits, utiles pour balayer les intestins, ne nourissent en aucune manière.

A mon avis, il y a lieu de distinguer deux régimes végétariens :

1° Le régime végétarien des gens véritablement bien portants (ceux-là sont très peu nombreux), qui se compose de lentilles, pois, haricots, œufs, fromage, plats sucrés, pain de Graham, céréales, légumes verts, fruits crus et cuits, le tout pris modérément.

2° Le régime fruitaro-végétalien applicable à certains malades comme des ralentis de nutrition, goutteux, diabétiques, migraineux, arthritiques.

L'enfant qui, dès l'âge le plus tendre, à été alimenté sainement, acquiert une santé et une vigueur qu'il conservera lorsqu'il sera devenu un homme; aussi insisterai-je sur la manière de nourrir l'enfant que je place, tout d'abord, dans la seconde catégorie et à qui j'applique, par conséquent, le régime qui lui convient.

Mais, avant d'aborder cette question de l'alimentation de l'enfant, il me paraît utile de dire quelques mots sur la manière de ménager, de préparer les organes, de façon qu'en naissant, il possède ce bien inestimable qu'on appelle la santé.

C'est à vous, jeunes mères, que je m'adresse ; à vous dont le perpétuel souci est justement cette santé qu'il vous sera bien plus difficile de donner à votre enfant, s'il ne la possède dès sa naissance, que de la lui conserver, s'il a le bonheur d'en jouir en venant au monde.

La femme enceinte doit régler sa nourriture sur les besoins du petit être qu'elle porte dans son sein, car le manque d'hygiène dans l'alimentation est l'une des principales causes des accidents trop nombreux qui surviennent à la naissance des enfants.

Or, si le régime fruitaro-végétalien est applicable et salutaire aux enfants, il est indispensable que la future mère s'y soumette, puisque le petit être qu'elle porte vit, respire et se développe de son sang.

Si elle se porte bien, si son sang est normal, si ses organes éliminatoires — peau, poumons, reins, foie, intestins — fonctionnent bien, son enfant se portera bien également.

Nous savons tous que les femmes atteintes d'albuminurie en grande quantité accouchent d'enfants morts ; que les femmes tuberculeuses produisent des enfants tuberculeux; que les rhumatisantes, les goutteuses ont de pauvres petits êtres maladifs, chétifs et très peu résistants aux maladies.

Les enfants prennent de leur mère la faiblesse des os, des dents, des nerfs, etc...

Le professeur Bouchard dit : « L'organisme est à l'état normal, comme à l'état pathologique, un réceptacle et un laboratoire de poisons, les uns venus du dehors, les autres provenant de l'organisme lui-même et résultant des combustions de l'économie. Ces produits sont, pour ne citer que les principaux : l'acide carbonique, l'urée, l'acide urique, l'acide oxalurique, l'acide hippurique, la créatine, la créatinine, la leucine, la xanthine, l'urochrome, les sels de soude et de potasse. Toutes ces substances circulent dans le sang qui constitue leur milieu commun. »

L'homme se trouve ainsi constamment sous une menace d'empoisonnement, il travaille à chaque instant à sa propre destruction, il fait d'incessantes tentatives de suicide par intoxication. Et cependant cette intoxication ne se réalise pas, car l'organisme possède des ressources multiples pour y échapper.

La grossesse jette un double trouble dans les éliminations de l'organisme : d'une part, en ralentissant les combustions, ou plutôt en les rendant moins complètes, elle rend l'élimination plus difficile ; d'autre part, en entravant la circulation générale et en altérant certains organes — dégénérescence graisseuse du foie, rein puerpéral — elle gêne le fonctionnement des organes éliminatoires, et de tout cela l'enfant souffre.

En outre, pendant la grossesse, les femmes ont des troubles du côté de la peau.

Leur sensibilité est exagérée, d'où l'impressionnabilité plus grande.

La grossesse prédispose aux névralgies, en particulier aux odontalgies. La capacité du thorax est diminuée, d'où une certaine gêne respiratoire.

Pendant la période de gestation, le sang se modifie de trois manières principales :

Pléthore séreuse, c'est-à-dire augmentation de la quantité d'eau dans le sang ou hydrémie, d'où exagération de la tension vasculaire avec gonflement général des tissus, hypertrophie et dilatation du cœur, congestion du rein, néphrite, albuminurie, production de varices, anémie globulaire (sauf pour les leucocytes), diminution des principes solides (sauf la fibrine).

L'assimilation est en général ralentie sous l'influence de la grossesse et la combustion incomplète produit des matériaux toxiques, tels que l'acide urique et des substances, graisse et sucre, qui prédisposent les femmes enceintes à la goutte, la gravelle urinaire, l'obésité, la lithiase biliaire et au diabète.

Le foie subit une augmentation de volume et une dégénérescence graisseuse. Le système digestif éprouve dans son fonctionnement des modifications très importantes qui influent d'une façon marquée sur la nutrition.

Les femmes enceintes sont des ralenties au point de vue de la nutrition et comme telles nous leur conseillons le régime fruitaro-végétalien : fruits et légumes verts.

Voilà ce qui dit le Dr Lahmann dans son intéressant livre sur la dysémie.

D'après la statistique des naissances chez les peuples civilisés l'on voit que la principale cause de la mortalité des enfants naissants tient à la disproportion de grosseur de l'enfant avec la structure de la mère.

Cette remarque faite, une question se pose :

Les dimensions de l'enfant ne peuvent-elles être restreintes ?

D'autre part, nous observons que les animaux mammifères conformés comme l'homme mettent facilement bas leurs petits, justement parce que ces petits viennent au monde chétifs, maigres, n'ayant pour ainsi dire que la peau et les os.

Les êtres humains, au contraire, naissent pour la plupart boursouflés et gras, ce qui n'est pas un signe de santé.

Certaines femmes du peuple qui font un travail pénible donnent naissance à des enfants de petites proportions, tandis que les enfants les plus gros et les plus lourds viennent généralement de femmes plus délicates, d'une classe plus élevée et qui ont une nourriture trop riche.

Cette différence est en faveur des premiers, car les poupons trop gras souffrent dès le ventre de leur mère d'une anémie grasse ou plutôt d'une dysémie ou d'une hydrémie.

Il faut en rechercher la cause dans la diététique de la mère.

Cette diététique est mauvaise, car elle a produit une dysémie chez la mère qui l'a communiquée à son enfant.

La nourriture chez les peuples d'origine européenne repose principalement sur la viande, le blé et les pommes de terre.

Tout ce qu'on prend de légumes verts est la plupart du temps rendu inutile par le faux procédé de cuisson (lavage dans une trop grande quantité d'eau) qui les prive des matières minérales les plus utiles.

Quant aux fruits, ils sont considérés comme un aliment de luxe, et pris seulement en petite quantité ou à de certaines saisons, ou même évités comme nuisibles.

L'anémie, ou pour mieux dire la dysémie, ne repose pas sur le manque de substances albuminoïdes dans le sang, ni sur le manque de fer, mais sur le manque de sels nutritifs.

Ainsi par exemple, un manque de soude pour l'anémique lui est très funeste, parce que cette substance aide à l'élimination de l'acide carbonique qui se trouve chez lui en grande quantité.

Si une certaine quantité de chaux manque au sang, les dents se gâtent, les os en sont mous, et nous constatons, comme chez presque tous les anémiques de l'ostéomalacie et l'ostéoporose.

Les aliments qui répondent aux besoins du corps en albuminoïdes, hydrates de carbone, sucre ou graisse, sont nombreux et faciles à choisir. Il n'en est pas de même de ceux qui contiennent les matières minérales si négligées jusqu'à présent et cependant si utiles au bon fonctionnement des organes.

Si nous prenons les sels nutririfs du lait comme quantié normale, nous verrons que la viande, le pain, les pommes de terre, les légumineuses ne peuvent nous donner la quantité suffisante de matières minérales, quelque riches d'ailleurs que soient ces aliments en albuminoïdes.

Ces aliments incomplets, malgré le fer qu'ils contiennent, rendent dysémiques par leur manque de soude et de chaux.

Les fruits, les légumes verts, la salade donnent au sang la quantité nécessaire de matières minérales.

C'est justement l'absorption des aliments incomplets qui est cause de nombreux cas de dysémie chez les femmes enceintes.

Pour faire évacuer les matières entassées, l'organisme demande instinctivement de l'eau et alors se manifeste la soif anémique proche parent de la soif des fiévreux et des diabétiques.

Chez les femmes enceintes la dysémie ne se manifeste pas toujours par l'hydrémie : elles restent plutôt maigres ; il n'en est pas de même pour l'enfant qu'elles portent, chez lequel se produit un développement anormal de graisse.

Un sang normal ne peut d'ailleurs se former d'un sang maternel mal composé et puis le rejet d'acide carbonique est encore plus difficile à opérer pour l'enfant que pour la mère.

Enfin, l'état hydrémique de celle-ci se transmet à l'enfant d'après la loi de diosmose, et favorise ainsi l'anémie grasse.

Voilà pourquoi de femmes débiles naissent des enfants de 4.500 grammes et plus ; pourquoi il s'ensuit des disproportions de mesure entre la mère et l'enfant.

Le mal une fois connu, il faut le combattre ; donner moins de liquides à la femme puisqu'elle est hydrémique, et, pour agir contre la dysémie, donner une nourriture riche en sels minéraux.

Les femmes qui suivent ce régime accouchent normalement et vite parce que l'enfant bien portant à qui l'on a évité l'hydrémie ou la dysémie, naît maigre et en rapport de grosseur avec les proportions de sa mère.

Celle-ci n'a plus qu'à continuer un régime qui a si bien réussi et voilà ce que je conseille aux mères si elles veulent conserver la santé de leur enfant.

Prenons le petit être venant au monde.

Quelques heures après sa naissance, il faut le mettre au sein, sans attendre la montée du lait ; le cholostrum vient vite, il nettoie les intestins de l'enfant qu'il nourrit suffisamment les premières vingt-quatre heures ; au bout de ce temps le lait monte.

A partir de ce moment, et pendant le premier mois de son existence, il est indispensable de lui donner à téter toutes les deux heures d'abord, puis toutes les trois heures, lorsque, ayant pris une plus grande quantité de lait à la fois, il a besoin de plus de temps pour digérer.

A partir de 6 mois, ne jamais donner à téter à l'enfant pendant la nuit.

Voilà une façon simple et naturelle d'alimenter l'enfant qui vous donnera un petit nourrisson bien portant, têtant, dormant et fonctionnant bien.

D'après le Professeur Budin, on a toujours tendance à donner trop de lait aux nourrissons. « Nous-mêmes », dit-il, « au début nous en laissions prendre une quantité trop considérable.

» Or, je vous l'ai déjà fait remarquer, et je ne saurais trop insister sur ce point, l'enfant qui ne prend pas assez de lait, peut ne pas augmenter ; il peut même diminuer, mais il n'a pas de troubles digestifs ; dès que, en lui donnant plus de lait, on arrive à la quantité nécessaire, on le voit rapidement s'accroître.

» Telle est l'idée qui nous dirige.

» Nous aimons donc mieux ne pas donner suffisamment pendant quelques jours, même pendant une semaine ou deux, que de donner trop.

» On arrive ensuite à la quantité nécessaire. Cette quantité une fois déterminée, nous ne l'augmentons que s'il nous est absolument prouvé qu'il faut le faire. »

Maurel dans son intéressant travail sur l'*Hygiène alimentaire du nourrisson*, dit qu'on peut aussi suralimenter un enfant au sein, si on lui donne à téter en trop grande quantité et qu'on devrait éviter la régurgitation chez le nourrisson. Il trouve que l'enfant ne doit pas augmenter plus de 5 grammes par jour par kilogramme de son poids pendant les quatre premiers mois; de 2 gr.50 pendant les seconds quatre mois, de 1 gr. 25 pendant les troisièmes quatre mois; et de 0gr65 pendant la seconde année. Il ajoute que la ration du nourrisson doit être de 100 gr. de lait par kilogramme du poids de l'enfant, et que celui-ci ne tétera que 7 fois par 24 heures.

Ceci s'adresse aux mères qui ont le bonheur de nourrir leurs enfants au sein; malheureusement, toutes ne l'ont pas pour des causes diverses, et certaines ne peuvent prendre une nourrice. Dans ce cas, nous conseillons de se procurer du lait d'une vache ou d'une chèvre bien portantes, nourries au pré, et de donner ce lait en biberon, cru et seulement chauffé à la température du lait de femme 37°.

Comme le lait de la vache et celui de la chèvre sont deux fois plus riches en matières albuminoïdes que le lait de la femme (femme, 1 gr. 9; vache, 3 gr. 6; chèvre, 4 gr.), il faut donner au nourrisson ces laits coupés de moitié d'eau. Quelquefois les enfants ne digèrent pas ce mélange.

Il ne faut pas oublier, en effet, que la simple addition d'eau au lait altère profondément la nature de cet aliment, tant au point de vue de sa digestibilité, que de ses qualités nutritives. Dans ce cas, je conseille d'ajouter de l'eau d'avoine au lait du biberon où, mieux encore, du lait végétal du Dr Lahmann. Ce dernier produit, employé d'après les règles qu'il a formulées, donne des résultats excellents et permet d'utiliser l'allaitement artificiel et d'obtenir de très beaux enfants dont la santé était, au début, gravement compromise, soit par un lait maternel insuffisant, soit par un allaitement artificiel défectueux.

Voici ce que dit le Dr Lahmann dans son ouvrage sur la dégénérescence diététique du sang, au chapitre de la *Dysémie* des nourrissons : « Tandis que l'enfant nourri au sein, le veau ou la jeune chèvre prennent un lait complet de 100 p. c. et, avec cette nourriture se bâtissent un corps ayant de la valeur, on prétend que l'enfant nourri au lait de vache baptisé fasse de même avec une nourriture de 33 1/3 p. c. qui, par conséquent, ne vaut que le tiers. Mais, comme la quantité de liquide qu'un enfant peut avaler est restreinte, disons 1 litre de nourriture de peu de valeur (au lieu de 3) que prend le pauvre enfant mal nourri, il lui manque donc 66 2/3 p. c. et il se trouve dans la nécessité de se bâtir un corps d'une valeur moindre de 66 2/3 p. c. Ainsi donc, tandis que l'enfant élevé au sein ou le mammifère prend 370 parties d'eau et 130 parties de substance sèche dans 1000 parties, l'enfant élevé au lait baptisé reçoit dans 1000 p. de nourriture 956 p. d'eau et 44 p. de substance sèche. Dans un litre de nourriture le premier trouve 23gr6 à 34gr1 d'albumine, 36gr5 à 39gr4 de graisse, 48gr1 à 62gr3 de sucre, 1gr5 à 7gr1 de sels nutritifs. Au contraire, l'enfant mal nourri ne trouve dans un litre de sa nourriture baptisée que 11gr5 d'albumine, 12gr5 de graisse, 16gr4 de sucre, 2gr4 de sels nutritifs. De plus, l'enfant élevé au lait allongé n'utilise même pas toute sa nourriture amoindrie parce que son sang, pauvre en matières solides et surtout en matières minérales, se trouve plus dilué encore par la trop grande quantité d'eau et ainsi ne peut livrer que des sucs digestifs inférieurs. L'hydrémie est généralement le résultat d'une telle alimentation. Cela se montre le plus souvent, dans la mine boursoufflée de ces enfants qui, nourris au lait baptisé, semblent plutôt prospérer; ensuite dans cette disposition scrofuleuse : les pieds froids et humides; enfin dans toutes les formes du rachitisme et aussi dans la combinaison du rachitisme et de l'hydrémie : l'hydrocéphale interne.

» En 1883, j'eus l'idée d'équilibrer l'influence désavantageuse du lait baptisé, en employant, au lieu des céréales en vogue jusqu'à présent, les noix et les amandes si riches en albumine et en graisse. Une émulsion contenant de l'albumine et de la graisse, si elle pouvait être digérée, serait un peu meilleure que de l'eau simple ou une bouillie légère d'amidon. Mais le manque de sels nutritifs existerait toujours ici également, parce que la proportion de ces sels dans les noix et les amandes ne diffère pas beaucoup de celle des céréales. C'est pourquoi j'essayai par l'addition de sels nutritifs extraits de légumes en feuilles, qui en sont riches, d'obtenir une préparation de la consistance d'un sirop sucré et ayant une valeur chimique complètement égale à celle du lait maternel. Je pensai qu'en intercalant des couches de particules d'albumine végétale difficile à coaguler entre les masses de caséine coagulée, la digestibilité de celle-ci en serait augmentée par le fait de leur ramolissement et que la digestion de l'albumine végétale, de l'huile, du sucre et des sels nutritifs ne présenterait plus de difficultés.

» Voici la composition du lait végétal : graisse 34,72 p. c.; caséine végétale et autres parties azotées similaires 12,00 p. c.; sucre et dextrine végétale, 31.02 p. c.; sels, 1,64 p. c.; eau, 20,62 p. c. »

Mais, si vous donnez du lait d'ânesse, vous pouvez vous dispenser de l'additionner d'eau, car il contient presque la même quantité (1 gr. 7) de substances azotées que le lait de femme.

Au bout de trois mois l'on peut faire boire le lait pur. Dans cette sorte d'alimentation, il faut tâter le terrain, surveiller l'enfant, mais surtout se garder de le suralimenter.

Revenons à l'enfant nourri au sein.

A partir de l'âge de 6 mois, si la mère est fatiguée ou n'a pas suffisamment de lait, nous conseillons une petite soupe faite avec une demi cuillerée à café d'avoine fraîche, non amère, moulue dans un moulin à café et bouillie à l'eau, sans sucre ni sel, et passée ensuite dans un tamis fin. Cette avoine, ainsi cuite et passée, fait une crème d'avoine à laquelle on peut ajouter du lait de vache non bouilli.

Nous insisterons sur ce point : ne donner à l'enfant ni sucre, ni sel, ni chocolat, ni cacao, ni aucune farine artificielle, ni phosphatée ; tous ces aliments peuvent donner de la diarrhée ou de la constipation. Par contre, même à 6 mois, l'enfant peut recevoir quelques petites cuillerées à café de jus d'orange, une petite cuillerée de pomme râpée crue.

A l'âge de 9 mois, on peut ajouter à son alimentation lactée une seconde soupe de farine d'avoine, de riz ou d'orge ; plusieurs cuillerées à café de jus d'orange et une ou deux cuillerées à café de pomme râpée ; une croûte de pain de Graham...

S'il est difficile de ne pas suralimenter l'enfant au sein, il est impossible de ne pas le faire avec l'alimentation artificielle : lait stérilisé, lait maternisé... Ces laits, pris dans des biberons, dilatent l'estomac des enfants, excitent leur appétit et finissent par les suralimenter très vite.

Les enfants nourris artificiellement sont gros et gras, mais il faut remarquer que les nourrissons obèses sont facilement malades, souvent atteints de troubles digestifs, couverts d'eczéma ou frappés d'accidents nerveux.

L'analyse d'urine d'enfants nourris ainsi, donne un résultat semblable à celle des arthritiques invétérés ; c'est assez dire si cette alimentation est nuisible à leur santé...

A un an, l'enfant est sevré et a des dents. Comment doit-il être alimenté ?

Doit-on donner à un enfant du bouillon de poulet, comme je l'ai vu ordonner par un de mes confrères à un enfant de 18 mois qui n'avait pas d'appétit et comme on le fait assez fréquemment ?

Doit-on donner à l'enfant sevré de la purée de lentilles ou des haricots blancs ?

Non, mille fois non, l'une et l'autre alimentation sont nuisibles.

Le bouillon est presque sans valeur nutritive et les lentilles sont trop nourrissantes.

Nous sommes des fruitariens, beaucoup de savants l'ont démontré.

Le Dr Lefebvre dit : « L'homme a très exactement la dentition des frugivores ; denture identique, régime semblable ; 32 dents se décomposant en 8 incisives, 4 canines de taille moyenne, 8 petites molaires et 12 grosses molaires mamelonnées. Muni d'une mâchoire de frugivore, l'homme est un frugivore. »

Il faut ajouter que le tube digestif de l'homme ressemble par le volume et la forme à celui des frugivores ; donc, nourrissez-le de fruits et commencez cette alimentation chez l'enfant.

Il y a 6 semaines, l'une de mes amies vint me trouver et me dit : « Ma chère amie, vous allez être contente ; mon médecin vient de mettre mon petit garçon au régime végétalien ; l'enfant a l'urticaire, et le docteur espère l'en débarasser par ce régime. »

Regardant l'ordonnance de mon confrère, j'y lisai : « Purée de pois cassés ou de lentilles, chaque jour ; fruits cuits et pain blanc . » Je lui prédis qu'au bout de 15 jours, son petit garçon serait souffrant. — Hélas, mon pronostic était juste ; au bout de 15 jours, mon amie revient me trouver, et m'apprend que le médecin lui a avoué qu'il avait voulu faire un essai loyal, et que, le végétarisme n'ayant pas réussi à cet enfant, il le remettait à la viande.

Mais ce n'était pas le véritable végétarisme, c'était un végétarisme mal compris.

A l'appui de cette assertion, je citerai, entre autres, un cas assez instructif sur les résultats obtenus par le régime fruitaro-végétalien.

Il y a 18 mois environ, on m'amena une petite fille de deux ans soignée à l'hôpital pour des glandes très enflammées au cou. On la traitait par des injections d'éther iodoformé.

L'enfant paraissait triste, souffrante ; la peau de son cou était violette et très tendue ; elle tenait la tête inclinée à gauche sans pouvoir la remuer.

La figure était rouge et les yeux pleurants.

Une des glandes du cou était même déjà ouverte et le pus suintait.

Les médecins de l'hôpital, en dehors des injections, conseillaient de manger chaque jour une sardine et une cervelle de mouton, le tout très salé.

J'ai mis l'enfant au régime suivant :

Le matin, du lait cru, du pain de Graham, des fruits ; à midi, une céréale ou un légume vert, des fruits.

A 4 heures, des fruits.

Le soir, un petit potage épais aux légumes verts et fruits. Toute la nourriture était sans sel.

Très peu de temps après, son cou était dégonflé, et l'enfant pouvait remuer la tête.

Il y a un an qu'elle suit ce régime et elle se porte très bien.

Avant d'aller plus loin, cherchons d'abord ce qu'est un aliment :

« Les aliments sont des substances qui, absorbées par l'organisme, servent à réparer les pertes du corps, à entretenir le jeu de ses forces et de son activité ».

Pour réparer les pertes du corps, nous avons besoin de matières albuminoïdes, et pour entretenir le jeu de ses forces et de son activité nous avons besoin d'hydrate de carbone.

Voilà pourquoi nous divisons, avec tous les auteurs, les aliments en *matières quaternaires ou albuminoïdes*, corps qui sont composés d'oxygène, d'hydrogène, de carbone et d'azote ; en *matières ternaires ou hydrate de carbone* qui se composent d'hydrogène, d'oxygène et de carbone (et qui se subdivisent eux-mêmes en amidon et sucre) — en *corps gras* — et enfin, en eau et *matières minérales*.

La matière albuminoïde est animale, comme dans la viande, les œufs, le lait, et végétale, comme dans les céréales, légumineuses, légumes verts et fruits.

La matière albuminoïde de la viande en se digérant, c'est-à-dire en se brûlant, en se décomposant dans l'organisme humain, donne des toxines comme peptones, ptomaïnes, leucomaïnes, etc..., qui s'éliminent difficilement de l'organisme et, en l'encombrant, occasionnent des maladies par ralentissement de la nutrition.

Par contre, l'albumine végétale ne donne pas de toxines.

Les légumineuses, comme les lentilles et haricots blancs, contiennent beaucoup plus de matières albuminoïdes que la viande. D'après M. Lefèvre, la viande contient 170 gr. de matières albuminoïdes et les lentilles 265 gr.

Voilà pourquoi nous trouvons ce dernier aliment beaucoup trop riche et trop nourrissant pour les petits estomacs d'enfants.

En outre, depuis les travaux du Dr Haig, nous savons que ces légumineuses contiennent des dérivés de la purine qui sont l'équivalent de l'acide urique; dès lors nous les déconseillons doublement aux enfants en bas âge; on ne doit pas en donner avant l'âge de 7 ans.

En général, nous sommes d'avis avec, le Dr Pascault, que la suralimentation azotée est la plus grave, car elle est la source de l'arthritisme et de toutes les maladies qui en découlent, telles que, goutte, rhumatisme, névrosisme, comme il l'a si bien démontré dans son livre intitulé *Alimentation, tempérance, maladies.*

Beaucoup d'auteurs ont démontré également que nous avons besoin de très peu d'azote, et que les hydro-carbones, comme l'amidon et avant tout le sucre, suffisent comme combustion pour faire fonctionner l'organisme glycogène; voilà, par excellence, le charbon de notre machine.

MM. Labbé et Morchoisne, dans leur travail sur la grandeur du besoin d'albumine dans le régime alimentaire humain, disent :

« Dans une expérience, le sujet, l'un des expérimentateurs lui-même, a été mis pendant 36 jours à un régime végétal albuminoïde exclusif, diminuant progressivement jusqu'à arriver à 6 gr. d'azote par jour; il est resté en parfaite santé, et aurait pu prolonger sans inconvénients cette alimentation si pauvre en azote. »

L'eau est indispensable aux échanges nutritifs; sans eau, la vie est impossible. Si nous jetons un coup d'œil sur les analyses de fruits nous voyons qu'ils contiennent 95 parties d'eau pour 100.

Les matières minérales sont des différents sels comme le chlorure, les carbonates, les phosphates et les substances ferrugineuses.

Ces substances se trouvent en grande quantité dans les légumes verts et dans les fruits.

D'après l'analyse de M. Lefèvre, l'avoine, pour mille parties, contient : eau 140, albumine 119, graisses 55, hydrate de carbone 615, sels minéraux 30; le raisin, pour mille parties, contient : eau 810, albumine 7, graisses 0, hydrate de carbone 150, sels minéraux 5; l'amande, pour mille parties, contient : eau 54, albumine 242, hydrate de carbone 72, sels minéraux 29, graisses 53; la carotte, pour mille parties, contient : potasse 2.86, soude 1.63, chaux 0.85, oxyde de fer 0.07, acide phosphorique 0,93, la laitue, pour mille parties, contient : potasse 3.7, soude 0.81, oxyde de fer 0.54, acide phosphorique 0.96.

D'après les dernières recherches de différents auteurs, les sels minéraux, surtout l'acide phosphorique, sont indispensables au bon fonctionnement de l'organisme, autant au point de vue intellectuel, qu'au point de vue physique, et nous trouvons, d'après les analyses, que ce sont les fruits et les végétaux aqueux qui contiennent le plus de sels minéraux, la noix contient deux fois plus de phosphore que la viande (la noix 8.7 pour mille, la viande 4.1 pour mille).

Nous nous résumons pour dire que l'organisme humain, celui de l'adulte comme celui de l'enfant, a besoin de 4 substances pour vivre, c'est-à-dire pour exécuter toutes ses fonctions et bien se porter : matières albuminoïdes, en petite quantité (50 gr. d'après Lapicque et 45 d'après Lefèvre); graisse petite quantité (1 gr. par kilogr. du corps); eau, grande quantité; matières hydro-carbonées, comme amidon et sucre, 400 gr.; et sels minéraux.

Chauveau a démontré que pour faire des mouvements, l'organisme a besoin de glycogène : ce glycogène se trouve tout prêt dans les fruits.

Voilà pourquoi nous conseillons à nos enfants de vivre surtout de fruits.

D'ailleurs, si l'on consulte le goût de l'enfant, il aime avant tout les fruits et le pain; nourrissez-le donc ainsi.

Les fruits ne donnent jamais de diarrhée, c'est le mauvais lait, les œufs en trop grande quantité, l'abus des gâteaux qui produisent les fermentations pathologiques dans les intestins des petits enfants; les fruits font digérer et régularisent les selles.

L'organisme pour bien fonctionner, a besoin de déchets; si vous ne donnez à un enfant que des purées, vous le constiperez — les déchets des végétaux et des fruits, au contraire, forment des matières fécales.

Je suis absolument ennemie de donner aux enfants des aliments tels que thé, café, chocolat, et surtout alcool, même sous la forme d'eau rougie; le thé et le café excitent, le chocolat contient de l'acide urique. L'eau propre et filtrée est la meilleure boisson pour les enfants.

Aussitôt après le sevrage, on peut commencer le régime fruitaro-végétalien. Voilà comment je conseille de régler l'alimentation d'un enfant sevré :

Pendant quelques mois, donner, le matin à 6 heures — si l'enfant se réveille à cette heure-là, — du lait chaud, non bouilli, 125 gr. ou 150 gr.; 3 heures après, encore 125 gr.; à midi, une soupe à l'avoine ou au blé vert, moulu dans un moulin à café, faisant petites graines mais pas en crème.

Lorsque l'enfant a des dents, je ne donne plus de crème, car il faut qu'il garde ces petites graines entre ses dents, qu'il tâche de les mastiquer et surtout de les insaliver, car les farineux pour être digérés doivent être attaqués déjà par la salive.

Dans l'après-midi, je conseille du jus d'orange; 2 ou 3 heures après, une pomme râpée, un peu de raisins, sans pépins ni peau mais écrasés, du pain de Graham ; et, enfin, le soir à 6 heures, une petite soupe faite d'une carotte, d'un navet, d'un poireau et d'une pomme de terre cuits ensemble très longtemps, sans sel, ni beurre; les soupes doivent être très épaisses.

Lorsque l'enfant vient seulement d'être sevré, à un an par exemple, les légumes sont passés, mais à partir de l'âge de deux ans, je les fais couper finement et écraser tout simplement avec une fourchette, puis j'augmente aussi la quantité de fruits et de pain de Graham.

A partir de l'âge de 3 ans, je nourris l'enfant de la manière suivante :

Le matin, à jeun, trois noix, écrasées s'il mâche mal, entières, s'il sait très bien mâcher; des fruits crus quels qu'ils soient, un morceau de pain de Graham, sec ou tartiné de beurre et enfin une petite tasse de lait tiède et cru, s'il a soif.

A midi, trois noix, des fruits, une céréale (blé, avoine, maïs) cuite à l'eau, sans sel, assaisonné d'un peu de beurre, mais c'est aussi bon sans beurre.

A 4 heures, un morceau de pain de Graham et une pomme ou tout autre fruit de saison.

Je m'oppose formellement au goûter classique du petit Parisien : le chocolat, qui contient, comme je l'ai déjà dit, de l'acide urique et qui est très difficile à digérer, et le pain blanc qui possède très peu d'acide phosphorique.

M. Lefèvre a démontré (voir la *Réforme Alimentaire* du 2 novembre 1905) que le pain de Graham contient quatre fois plus d'acide phosphorique que le pain blanc de luxe, et nous savons tous que les enfants ont besoin de phosphore.

Enfin, le soir à 6 heures, jamais plus tard, un petit potage aux légumes verts qui, mieux encore, peut être remplacé par des fruits et du pain de Graham, si l'enfant n'aime pas ce potage.

A mesure que l'enfant grandit, j'augmente la quantité de tous les aliments, et surtout celle des noix et des autres fruits.

Un adolescent peut manger 250 gr. de noix en 2 ou 3 fois, mais toujours avant les repas, 2 ou 3 livres de fruits quelconques aussi en 3 fois et avant chaque repas, du pain de Graham en plus grande quantité, un peu de céréales, plus de légumes verts et de la salade assaisonnée au citron et à l'huile.

J'ouvrirai ici une parenthèse, pour parler de la cuisson des aliments.

Je conseille fortement les légumes cuits dans la marmite, sans eau, parce que tous les sels nutritifs sont conservés aux légumes; au moment de servir, l'on met un morceau de beurre ou on les assaisonne en salade avec de l'huile et du citron.

Pour la quantité d'aliments, je me base sur la ration alimentaire du Dr Pascault qui fixe la somme d'aliments équivalents à 24 calories par kilogramme et par 24 heures, ce qui fait 1560 calories pour un adulte. C'est la ration nécessaire et suffisante pour maintenir en bon état de force et de santé tout homme adulte qui ne fait pas un travail fatigant.

C'est la ration de sédentarité d'où découlent toutes les autres.

Cette ration est augmentée de 700 calories comme ration de travail pour un homme entraîné et de 1050 pour un homme non entraîné.

Chez le vieillard, on doit diminuer proportionnellement au ralentissement des échanges organiques; chez l'enfant et l'adolescent, on doit l'augmenter de 1/2 de 2 à 6 ou 8 ans; de 1/3 jusqu' à la fin de la puberté de 16 ou 18 ans et de 1/5 dans les années qui suivent jusqu'à 25 ou 30 ans.

Le Dr Pascault, dans son intéressante brochure « *Données du calcul de la ration alimentaire chez l'arthritique*, ration d'immobilité, de sédentarité, de travail, ration d'été », nous dit :

« Plus l'enfant est jeune, plus il a de tendance à se suralimenter, et je me suis trouvé bien de diminuer la nourriture dès les premiers indices de troubles dans les fonctions digestives, ou pour peu qu'il se manifeste une tendance à l'engraissement. Par troubles des fonctions digestives, j'entends non seulement l'embarras gastrique, les vomissements ou la diarrhée, mais encore toutes les perversions de l'appétit : s'il est anormal qu'un enfant n'ait jamais faim, ou que son appétit soit capricieux ou irrégulier, il est tout aussi anormal qu'il ait toujours faim, et ne puisse se rassasier; dans un cas comme dans l'autre, vous pouvez vous assurer par la percussion abdominale qu'il y a constipation latente, stase dans les organes digestifs déjà surmenés par une alimentation mal conduite.

» Quant à l'enfant qui engraisse, il se trouve dans des conditions extra-physiologiques dénotant que son organisme débordé n'est plus à la hauteur de la tâche qui lui est imposée. »

C'est pour cette raison que nous supprimons dans sa nourriture tout excitant.

Ni sel, ni sucre; la nourriture de l'enfant doit être fade. S'il a grande faim, il mangera; s'il n'a pas faim, il ne doit pas manger.

Voilà pourquoi aussi nous conseillons pour les enfants la nourriture très simplement préparée, sans extraits de sels nutritifs.

Cependant, cette nourriture si simple est excessivement fortifiante; nos petits végétariens marchent beaucoup, vont à bicyclette, font des excursions dans les montagnes et ne se sentent jamais fatigués.

En plus de cela, ils sont gais, d'excellente humeur et beaucoup moins nerveux que les carnivores.

Nous avons également remarqué que tous les végétariens supportent mieux la fatigue de la marche ou celle du travail que les carnivores.

Moi-même, je peux marcher 5, 6 ou 7 heures par jour sans fatigue, ne me nourrissant que de fruits.

M. Lefèvre, dans la *Réforme Alimentaire* du mois de décembre 1905, nous dit : « Contrairement à l'opinion commune, on peut affirmer que le régime végétarien, bien loin de déprimer l'organisme, lui confère une continuité de force, une endurance et même un élan que l'on ne trouve pas dans le régime carné et dans l'usage des excitants. Strictement végétarien depuis dix ans, nous avons vu sans cesse s'accroître ces facultés d'endurance et de vigueur physique. Récemment, bien que n'étant pas de la montagne, nous avons pu vaincre aisément un solide montagnard très bien entraîné (encore habitué à la viande) dans une épreuve de 5,000 mètres de hauteur et de 18 lieues de parcours faite en moins de 15 heures. Pendant qu'il se livre à un travail physique intense, le touriste doit se nourrir essentiellement de fruits sucrés, qui, par leur richesse en glucose, arrivent à réparer mieux que tout autre aliment et sans travail pénible, les pertes de l'organisme. »

L'enfant est comme le touriste, il remue toujours, dépense beaucoup et par conséquent doit se nourrir comme lui aussi, c'est-à-dire de fruits.

La nourriture que je conseille ne flatte pas le goût, c'est vrai; elle n'est pas excitante, j'en conviens, mais nous n'avons pas besoin d'excitants artificiels, si nous avons faim et si nous sommes bien portants; elle donne la santé physique et morale.

M. A. Deswarte dans son travail intitulé « Le Nervosisme moderne » (*Réforme Alimentaire* de décembre 1901), nous dit :

« Emancipons-nous des besoins factices. Recherchons les stimulants naturels, bien autrement actifs. La force et la gaîté, l'ardeur au travail et la joie de vivre nous viendront par l'hygiène individuelle, par le bonheur de se sentir bien portant.

» Quels autres stimulants faut-il que les soins du corps, les excercices au grand air, les sports modérés, les bains de soleil, les sains délassements? Et, à côté de ces stimulants physiques, n'en est-il pas de moraux qui soient efficaces? Les jouissances intellectuelles, les délices de la nature, les plaisirs artistiques, les acquisitions du savoir, les joies familiales, le journalier entraînement du cœur et de l'âme, l'éternelle stimulation de l'amour dans tous les domaines, la protection de l'enfance, l'émancipation de la femme, l'avènement des classes déshéritées, le réveil des races opprimées, la défense de nos frères inférieurs — les animaux — enfin la modeste et consciencieuse collaboration de chacun au triomphe du bien et du beau dans l'humanité.

» Avec ces stimulants-là, la vie est facile à vivre et vaut cent fois la peine d'être vécue... »

Avant de terminer cette conférence, je voudrais dire quelques mots sur un aliment qu'on néglige souvent chez les enfants et qui cependant est d'une importance capitale pour leur existence; ce n'est pas un aliment solide, ce n'est pas un aliment liquide, c'est un aliment gazeux, c'est l'oxygène.

Dans les grandes villes, à Paris surtout, on en prive, hélas, trop souvent les enfants; on les garde à la chambre sous le moindre prétexte; on les calfeutre beaucoup trop, et, cependant, l'enfant a plus besoin d'oxygène que de n'importe quel aliment.

L'enfant devrait sortir par tous les temps, dormir dehors dans un jardin, et si la chose n'est pas possible, coucher au moins la fenêtre ouverte.

Au lieu d'un enfant grognon et pleurnicheur, vous verriez au réveil un bébé souriant, joyeux.

L'oxygène absorbé pendant son sommeil aura mis sur ses joues de belles couleurs roses et dans ses yeux la gaîté, signe indéniable de la santé.

Dr Hélène SOSNOWSKA.

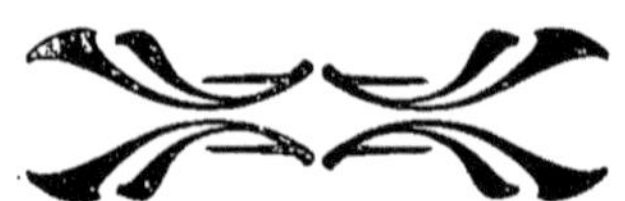

Société Végétarienne de France

Il existe en France beaucoup plus de végétariens que chacun d'eux ne le pense, mais leur isolement les expose souvent à de nombreuses difficultés. Les préjugés et les habitudes invétérées qui règnent en matière alimentaire suscitent contre eux, dans leur entourage, une opposition parfois bienveillante, la plupart du temps assez vive; et le commerce, organisé pour d'autres besoins, ne leur fournit pas toujours aisément les objets nécessaires à leur entretien. Enfin, ceux que leurs observations personnelles ou ce qu'ils ont appris du végétarisme déterminent à en essayer, et qui auraient besoin d'être guidés dans la pratique d'un genre de vie dont ils ignorent généralement les règles fondamentales, ne sachant à qui demander une direction éclairée ou de bons conseils, courent au devant d'insuccès imputés ensuite, bien à tort, au régime même et qui les découragent pour jamais.

Pour donner aux uns et aux autres l'appui moral et les facilités matérielles qui leur manquent, il suffit de faire cesser cet isolement fâcheux.

Les Anglais et les Allemands avec leur instinct d'association l'ont compris dès longtemps, et leurs puissantes sociétés végétariennes ont suscité l'établissement de dépôts et de restaurants végétariens; elles disposent de nombreuses revues, tiennent des réunions et des congrès multiples, se livrent à une propagande efficace. Elles constituent une force imposante.

Les Belges, à leur tour, ont suivi cet exemple en 1897. Seuls, nous restions en arrière. Quelques-uns de nos compatriotes résolurent, en 1899, de mettre un terme à cet état d'infériorité. Ils fondèrent une société qui n'a cessé de prospérer et qui offre à tous ceux qui ont reconnu les bienfaits du végétarisme ou qui veulent l'expérimenter, un centre où ils trouveront les encouragements et les lumières indispensables.

L'importance du but poursuivi par la *Société végétarienne de France* est plus considérable qu'elle ne le paraît au premier abord. En effet, si le végétarisme est un simple moyen hygiénique de conserver ou de rétablir la vigueur et la santé compromises par un genre de vie défectueux, ses effets ne se bornent pas à des avantages matériels. Non seulement il rendra à chacun de ses partisans personnellement avec le bien-être corporel, charme principal de l'existence, les moyens d'en tirer toute son utilité, mais encore, il faut bien le reconnaître, à moins de nier l'influence du physique sur le moral, il affranchira nos générations, épuisées par l'usage continu d'aliments et de boissons excitantes, du nervosisme et de la dégénérescence qui, en enlevant toute force de résistance au caractère et à la volonté comme au tempérament, contribuent à mettre en péril aujourd'hui l'avenir de la race et la moralité publique et privée.

La tenacité des erreurs qu'il nous faut dissiper exige une grande prudence. Fuyant tout rigorisme, la Société admet dans son sein, outre les membres actifs pratiquant le végétarisme, des associés s'intéressant à sa propagation, bien que leur situation les empêche de se conformer personnellement à ses règles. Ses efforts ont été couronnés de succès.

Malgré la date récente de sa fondation, elle avait recueilli, au commencement de 1906, près de 800 inscriptions; toutes les classes sont représentées dans ses rangs : le clergé, le corps médical par une proportion de docteurs qui excède 10 p. c. des membres, le barreau, l'armée de terre et la marine par des officiers. généraux et de tous rangs, l'Université, l'industrie, l'agriculture, etc.

Elle donne, chaque hiver, une série de conférences scientifiques et pratiques destinées à mettre en lumière la supériorité du végétarisme et à en faire connaître les principes; elle a édité toute une série de publications, livres, brochures et brochurettes; sa revue la *Réforme Alimentaire* a conquis un rang honorable parmi les périodiques de l'hygiène, et paraît tous les mois en grand in-8° de 36 pages; elle a patronné la création de dépôts des produits qu'elle recommande, mais surtout elle favorise entre les végétariens des relations qui les mettent à même de profiter de l'expérience les uns des autres, dans un régime dont la variété se plie aux exigences particulières de chacun.

Chacun des associés prendra à cœur de développer dans son milieu le noyau déjà formé, de manière à étendre ainsi le plus rapidement possible l'influence de la Société, qui dépend non seulement de l'accroissement de ses membres, mais aussi de l'action personnelle de chacun d'eux.

La cotisation est fixée à 5 francs par an; elle ne s'élèvera jamais à plus de 10 francs par famille, quel que soit le nombre des personnes qui la composent.

Les membres actifs et associés jouissent des mêmes droits et reçoivent la *Réforme Alimentaire*, organe de la Société paraissant le 15 de chaque mois.

Ils obtiennent à un prix de faveur les ouvrages publiés par la Société.

Ils profitent de remises spéciales chez divers fournisseurs et notamment aux dépôts végétariens de Paris et d'Amiens.

Prière d'envoyer les adhésions à M. Morand, secrétaire général, au siège social, 24, rue Charlot, Paris (IIIe).

LE COMITÉ.

STATUTS

ARTICLE 1er. — Il est fondé en France une société ayant pour titre *Société végétarienne de France* et pour but de propager le végétarisme et de faire valoir les avantages de tout ordre qu'il présente.

Le siège social est fixé 24, rue Charlot, à Paris, chez M. Morand, secrétaire général.

ART. II. — La Société est composée de :

1° Membres actifs;
2° Membres associés;
3° Membres perpétuels;
4° Membres d'honneur;
5° Membres correspondants;
6° Membres honoraires.

1° Les *membres actifs* sont ceux qui pratiquent le végétarisme, c'est-à-dire qui excluent de leur alimentation toute epèce de chair animale.

Ils paient une cotisation annuelle de 5 francs par tête, réduite à 10 francs par famille;

Ils n'ont droit de vote dans les assemblées de la Société que s'ils sont de nationalité française. S'ils sont étrangers, ils n'ont que voix délibérative;

2° Les *membres associés* sont ceux qui s'intéressent au végétarisme sans le pratiquer; ils paient la même cotisation que les membres actifs et jouissent des mêmes droits.

3° Les *membres perpétuels* versent une fois pour toutes une somme de 50 fr. qui les libère de toute cotisation ultérieure;

4° Le titre de *membre d'honneur* est décerné par un vote de l'assemblée générale et dispense de toute cotisation;

5° Le comité peut nommer *membres correspondants* certaines personnes qui sont en relations avec la Société à titre amical. La cotisation pour les membres correspondants n'est pas obligatoire;

6° Est *membre honoraire* toute personne non sociétaire qui par ses ouvrages, ses connaissances spéciales, sa propagande ou ses dons aura contribué au développement du végétarisme. Ce titre sera donné en assemblée générale et sur la proposition du Comité.

Art. III. — Les ressources de la Société se composent des divers dons, cotisations et subventions.

Art. IV. — La Société devra subvenir aux dépenses, tout en créant un fonds de réserve au mimimun du cinquième des sommes reçues.

Le comité ne pourra prélever tout ou partie du fonds de réserve sans l'autorisation de l'assemblée générale.

Art. V. — La Société est administrée par un comité de cinq membres au moins, tous actifs.

Il nommera lui-même son bureau qui se composera d'un président, d'un secrétaire et d'un trésorier; ces deux dernières fonctions pourront être confiées au même membre.

Art. VI. — Les membres du comité sont élus pour trois ans par l'assemblée générale. Ils sont rééligibles.

Le comité a le droit de disposer des fonds et titres de la Société. Il pourra déléguer ses pouvoirs à trois de ses membres pour un objet déterminé et un temps limité qui peut durer trois ans mais ne saurait excéder ce laps de temps.

Art. VII. — Le président ordonne les dépenses et vise les pièces comptables. Il représente la Société dans ses rapports extérieurs.

Art. VIII. — Les fonds sont déposés chez le trésorier qui perçoit les cotisations et acquitte les dépenses visées par le président ou par son suppléant.

Le trésorier versera un cautionnement.

Art. IX. — L'admission des nouveaux adhérents est faite par le comité, et ratifiée par l'assemblée générale.

Art. X. — Tout membre qui aura omis de payer sa cotisation pendant une année sera rayé de droit après avis motivé du trésorier. Toute plainte formulée en vue de la non-admission ou de la radiation d'un membre sera soumise au comité qui en rendra compte à l'assemblée générale.

Art. XI. — La Société se réunira en assemblée générale au moins une fois par an, sur la convocation de son président.

Les sociétaires devront être convoqués au moins quinze jours avant l'assemblée

Art. XII. — Des assemblées générales extraordinaires peuvent avoir lieu à toute époque de l'année, après décision du comité ou sur la demande d'un tiers des sociétaires.

Art. XIII. — Tout sociétaire désirant faire figurer une proposition à l'ordre du jour d'une assemblée générale doit en aviser le président au moins quinze jours avant cette assemblée.

Art. XIV. — Toute discussion politique ou religieuse doit rester étrangère à la Société.

Art. XV. — L'interprétation des présents statuts appartenant au comité, celui-ci prendra les mesures nécessaires dans tous les cas non prévus par eux, sous réserve de la ratification ultérieure de ses décisions par la prochaine assemblée générale.

Le Président,	*Le Secrétaire,*
Dr GRAND.	J. MORAND.

Les cotisations et envois de fonds devront être adressés directement au trésorier, M. Géré, 11, rue de Lesseps, à Neuilly-S-Seine, (Seine); la correspondance, à M. Morand, secrétaire, 24, rue Charlot, Paris (IIIe).

Imp. de la *Réforme alimentaire*, 7, r. du Casino, Bruxelles.

Société Végétarienne de France

Président : M. le Dr Jules Grand, 10, avenue Rachel, Paris.
Secrétaire : M. J. Morand, 24, rue Charlot, Paris (3e).
Trésorier : M. Géré, 11, rue de Lesseps, Neuilly-sur-Seine (Seine).

Cotisation : 5 fr. par an

Par famille (quel que soit le nombre des personnes qui la composent), **10 fr. par an**

Les Membres de la Société végétarienne de France reçoivent **La „ Réforme alimentaire "**, organe de la Société, paraissant le 15 de chaque mois. Ils bénéficient, en outre, des avantages spéciaux de prix ou de remises, obtenus en leur faveur, sur les produits végétariens, ouvrages, etc., qui leur sont recommandés. *(Les remises s'élèveront facilement bien au-delà du montant de leur cotisation.)*

Veuillez bien m'inscrire comme Membre Actif *ou* Associé (*)
(Biffer l'un des deux qualificatifs)
de la *Société végétarienne de France.*

Ci-joint la somme de **cinq francs**, *montant de ma cotisation de l'année* ....

Nom & Prénoms ....
Prière d'écrire bien lisiblement.

Qualité ou Profession ....

Nationalité ....

Décorations ou Distinctions honorifiques ....

Adresse ....

A ...., *le* .... *19* .

SIGNATURE,

Nota : Les adhésions doivent être adressées à M. Géré, trésorier, ou au Secrétariat de la S. V. de F.

(*) Les membres actifs sont ceux qui pratiquent le végétarisme, c'est-à-dire qui excluent de leur alimentation toute chair animale. Les membres associés sont ceux qui s'intéressent au végétarisme sans le pratiquer.

Les membres perpétuels versent la somme de **50** francs, au moins, qui les libère de toute cotisation ultérieure.

Publications de la Société Végétarienne de France

Les publications végétariennes sont expédiées *franco* sur demande adressée au *Secrétaire de la S. V. de F.* : M. MORAND, 24, *rue Charlot, Paris (IIIe)*. — Toute demande doit être accompagnée du montant de la valeur des ouvrages.

(*) Prix spéciaux pour les membres des sociétés végétariennes.

		(*)
Examen scientifique du Végétarisme, par J. LEFÈVRE, de la Société Végétarienne de France . . . . fr.	2.50	2.00
La Philosophie de l'Alimentation. Exposé de faits d'expérience. Preuves d'ordre anatomique, chimique, médical et moral, par le Dr JULES GRAND, président de la S. V. de F. . . .	1.25	1.00
La Réforme de l'Alimentation. Exposé sommaire du végétarisme : I. Ses bases scientifiques, par le Dr V. de la S.V.de F.	0.50	0.40
La Réforme de l'Alimentation. Exposé sommaire du végétarisme : II. Ses avantages au point de vue moral, économique et social, par un membre de la S. V. de F. . . .	0.60	0.50
Le Régime végétarien considéré comme source d'énergie, par le Dr PASCAULT, de la S. V. de F.	0.40	0.30
L'Hygiène alimentaire chez les arthritiques, par le Dr PASCAULT.	Edition épuisée.	
Ration et Régime alimentaires de l'arthritique, par le Dr PASCAULT, de la S. V. de F. — I. Ration alimentaire. . . .	1.50	1.25
II. Régime alimentaire . . .	2.35	2.00
Alimentation et hygiène de l'arthritique (Ration et Régime alimentaires), par le Dr PASCAULT, de la S. V. de F. . . .	3.50	2.75
L'Alcool au point de vue alimentaire, par le Dr L. PASCAULT .	0.50	0.40
Alimentation, Tempéraments et Maladies, par le Dr PASCAULT.	0.60	0.50
Tourisme et Alimentation, par le Dr L. PASCAULT	0.40	0.30
Du Traitement alimentaire du Diabète par le régime végétarien, par le Dr Ern. NYSSENS.	0.40	0.30
L'Alimentation des Tuberculeux, par le Dr Georges PETIT . .	0.30	0.25
Le Nervosisme moderne, par M. Albéric DESWARTE.	Edition épuisée	
L'Alimentation des Touristes, par le Dr E. NYSSENS.	Edition épuisée	
La Table du Végétarien. Choix, préparation et usage rationnels des aliments (850 recettes), par CARLOTTO SCHULZ (2e éditn)	3.60	3.10
Les Tendances idéales du Végétarisme, par M. le prof. HOFFMANN	0.50	0.40
Les Moralistes et le Régime végétarien, par Mme H. DE PAPE. .	0.40	0.30
Contribution à l'Etude des plantes alimentaires, par M. LARGERIS	Edition épuisée.	
Discours et Toasts. Congrès internat. végétarien de Paris, 1900.	0.40	0.30
Végétarisme et Longévité, par M. Henri COLLIÈRE, de la S.V.de F.	0.60	0.50
La Vie Hygiénique.	0.30	0.25
Liste des Sociétés, Etablissements et Restaurants végétariens (1900)	Edition épuisée.	
Aliments complets, par P. G., membre de la S. V. de F. . . .	0.25	0.20
Comment on doit nourrir les enfants, par le Dr H. SOSNOWSKA. 25 ex., fr. 5.50 ; 50 ex., 9 fr. ; 100 ex., 15 fr.	0.30	0.25
Notions succinctes sur le Végétarisme . . . . 25 exemplaires, 3.75 ; 50 ex., 6,00 ; 100 ex. 10 fr.	0.20	0.20
Petit Guide pratique de Cuisine végétarienne . . . . 25 exempl., 4.75 ; 50 ex., 7.50 ; 100 ex., 12.50.	0.25	0.25

AUTRES PUBLICATIONS VÉGÉTARIENNES

Végétarisme et Régime végétarien rationnel, par le Dr BONNEJOY.	Edition épuisée.	
La Cuisine végétarienne, par le Dr BONNEJOY	Edition épuisée.	
L'Hygiène alimentaire, par M. FAVRICHON (1892)	4.10	3.50
La Cuisine rationnelle. Précis d'hygiène alimentaire, par le docteur ERN. NYSSENS	1.00	0.80
Traitement du Rhumatisme par le Végétarisme, par le Dr ALLINSON. Traduit de l'anglais par A. Thirion	1.40	1.25
Du Régime alimentaire considéré au point de vue de la production d'énergie, par le Dr A. HAIG. Trad. par le Dr E. NYSSENS .	1.75	1.50
Plantons des arbres, Mangeons des fruits! par M. Gabriel VIAUD.	2.25	2.00

www.ingramcontent.com/pod-product-compliance
Ingram Content Group UK Ltd.
Pitfield, Milton Keynes, MK11 3LW, UK
UKHW012126240726
13965UKWH00005B/2006

9 782013 043373